BEI GRIN MACHT SICH IHR WISSEN BEZAHLT

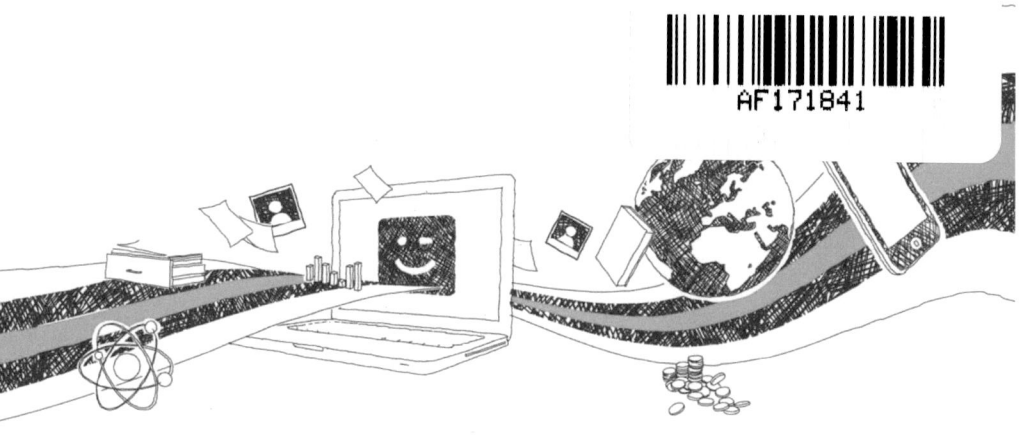

- Wir veröffentlichen Ihre Hausarbeit, Bachelor- und Masterarbeit

- Ihr eigenes eBook und Buch - weltweit in allen wichtigen Shops

- Verdienen Sie an jedem Verkauf

Jetzt bei www.GRIN.com hochladen und kostenlos publizieren

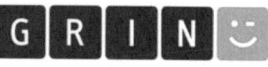

Bibliografische Information der Deutschen Nationalbibliothek:

Die Deutsche Bibliothek verzeichnet diese Publikation in der Deutschen Nationalbibliografie; detaillierte bibliografische Daten sind im Internet über http://dnb.d-nb.de/ abrufbar.

Dieses Werk sowie alle darin enthaltenen einzelnen Beiträge und Abbildungen sind urheberrechtlich geschützt. Jede Verwertung, die nicht ausdrücklich vom Urheberrechtsschutz zugelassen ist, bedarf der vorherigen Zustimmung des Verlages. Das gilt insbesondere für Vervielfältigungen, Bearbeitungen, Übersetzungen, Mikroverfilmungen, Auswertungen durch Datenbanken und für die Einspeicherung und Verarbeitung in elektronische Systeme. Alle Rechte, auch die des auszugsweisen Nachdrucks, der fotomechanischen Wiedergabe (einschließlich Mikrokopie) sowie der Auswertung durch Datenbanken oder ähnliche Einrichtungen, vorbehalten.

Impressum:

Copyright © 2017 GRIN Verlag, Open Publishing GmbH
Druck und Bindung: Books on Demand GmbH, Norderstedt Germany
ISBN: 9783668590410

Dieses Buch bei GRIN:

https://www.grin.com/document/383070

Angelika Hildebrandt

Ursachen, Arten und Behandlungsmethoden von Depressionen

Volkskrankheit Depression

GRIN Verlag

GRIN - Your knowledge has value

Der GRIN Verlag publiziert seit 1998 wissenschaftliche Arbeiten von Studenten, Hochschullehrern und anderen Akademikern als eBook und gedrucktes Buch. Die Verlagswebsite www.grin.com ist die ideale Plattform zur Veröffentlichung von Hausarbeiten, Abschlussarbeiten, wissenschaftlichen Aufsätzen, Dissertationen und Fachbüchern.

Besuchen Sie uns im Internet:

http://www.grin.com/

http://www.facebook.com/grincom

http://www.twitter.com/grin_com

Inhalt

1. Einleitung 2
2. Definition 3
3. Merkmale der psychischen Erkrankung 3
   3.1. Äußere Symptome 3
   3.2. Innerliche Vorgänge 4
4. Arten von Depressionen 5
   4.1. Endogene Depression 5
   4.2. Major Depression 6
5. Sind bestimmte Menschen anfälliger als andere? 6
   5.1. Psychosoziale Aspekte 6
   5.2. Neurobiologische Auslöser 7
6. Therapie 8
   6.1. Erste Selbsthilfe 8
   6.2. Medizin und Therapie 9
   6.3. Erfolgreiche Therapie – Alles wieder gut? 10
7. Fazit 10
8. Literaturverzeichnis 12

1. Einleitung

Vor nur wenigen Monaten machte die Nachricht über den Suizid Chester Benningtons die Runde um die ganze Welt. Keine Zeitschrift, kein Radiosender berichtete nicht über die sowohl traurige als auch schockierende Neuigkeit. Der 41-jährige Leadsänger der weltweit erfolgreichen Rock-Band „Linkin Park", nahm sich im Juli dieses Jahres auf grausame Art das Leben. Zurück ließ er seine Ehefrau, sechs Kinder und die weiteren fünf Mitglieder seiner Band.

Beruflich war Bennington zu diesem Zeitpunkt erfolgreicher als je zuvor, nur wenige Tage vor seinem Selbstmord performte er auf diversen Festivals und stand kurz vor einer Welttournee[1]. Auch familiär schien er vollkommen zufrieden zu sein, in einem Interview ließ er mit einem Lächeln auf den Lippen verlauten, er wisse, dass seine Ehefrau die Eine sei[2].

Welchen Grund hat es also, dass sich ein Mensch, dem es scheinbar an nichts fehlt, aus heiterem Himmel das Leben nimmt? Denn Chester Bennington ist kein Einzelfall – rund 15 Prozent aller Menschen die unter Depressionen leiden kommen nie ganz über diese hinweg und sehen im Selbstmord ihren letzten Ausweg. 15 Prozent scheinen erstmal nicht viel zu sein, wenn man jedoch beachtet, dass 90 Prozent aller Suizide im Zusammenhang mit einer Depression stehen[3], und weltweit jährlich mehr als 800.000 Selbsttötungen registriert werden[4], dann macht das bereits eine Rate von 792.000 Sterbenden pro Jahr aus.

Statistisch gesehen kämpft jeder zweite bis dritte Mensch einmal im Leben mit einer anhaltenden depressiven Verstimmung oder einer Depression. Die Zahl der Erkrankten steigt von Jahr zu Jahr rasant an, und steht mittlerweile vor Krebs mit weltweit 322 Millionen Betroffenen[5], auf dem ersten Platz der lebensbeeinträchtigen Krankheiten. Dennoch wird diesem hochaktuellen Thema nur selten die nötige Beachtung geschenkt, ja mehr noch, oft wird es heruntergespielt oder als falsche Welteinstellung abgetan. **Um dem entgegenzuwirken, thematisiere ich in meiner wissenschaftlichen Arbeit die stark verbreitete und für Außenstehende doch schwer begreifbare Erkrankung der Depression.**

---

[1] Vgl.: http://www.huffingtonpost.de/2017/07/21/chester-bennington-wie-geht-es-mit-linkin-park-weiter_n_17550026.html, entnommen am 17.09.17; 16:03 Uhr
[2] Vgl.: http://www.bunte.de/stars/star-life/schicksalsgeschichten-der-stars/chester-bennington-41-seine-witwe-zeigt-sich-der-oeffentlichkeit.html, entnommen am 17.09.17; 16:25 Uhr
[3] Vgl.: http://ifightdepression.com/de/index.php?id=8498, entnommen am 19.09.17; 12:30 Uhr
[4] Quelle: Weltgesundheitsorganisation (WHO), „Welt-Suizid-Report", 2014
[5] Vgl.: https://www.aerzteblatt.de/nachrichten/73297/WHO-Millionen-leiden-an-Depressionen, Stand 2015; entnommen am 19.09.17, 12:56 Uhr

2. Definition

In der Medizin werden Depressionen nach dem „diagnostischen und statistischen Leitfaden psychischer Störungen", auch DSM genannt, definiert.[6] Eine chronisch depressive Verstimmung (Major Depression; siehe auch 4.2.) macht sich demnach an folgenden Merkmalen kenntlich:
1. depressive Verstimmung
2. deutlich vermindertes Interesse
3. Gewichts- / Appetitverlust
4. Insomnie / Hypersomnie
5. Psychomotorische Unruhe / Verlangsamung
6. Müdigkeit / Energieverlust
7. Gefühle von Wertlosigkeit / Schuld
8. Konzentrations- und Entscheidungsprobleme
9. Tod, Suizidgedanken oder Handlungen[7]

Hierbei müssen mindestens fünf der obig aufgelisteten Merkmale, inklusive Symptom 1 oder 2, auf einen Patienten zutreffen, damit die Gemütskrankheit diagnostiziert werden kann. Eine Depression ist also ein anhaltender, pessimistischer Zustand von Hoffnungslosigkeit, Trägheit, und mangelndem Selbstbewusstsein. Depressionssymptome sind in sich manchmal auf den ersten Blick ein Stück weit paradox: Einerseits zählen sie als Angststörung, andererseits auch als Zustand absoluter Gleichgültigkeit.

3. Merkmale der psychischen Erkrankung

3.1. Äußere Symptome

Zwar tritt die Seelenkrankheit oftmals schleichend und unerkannt auf, jedoch gibt es einige Merkmale die auch Außenstehende zur Vorsicht mahnen sollten.
Zieht sich eine bekannte Person aus dem Sozialleben zurück, oder wirkt sie ungewöhnlich still, in sich gekehrt und grübelnd, so kann das schon der erste wichtige Hinweis sein. Auch wenn sich Personen in Süchte stürzen, wie zum Beispiel den Alkoholismus oder den Drogenmissbrauch, so kann man neben diesem Suchtproblem

---

[6] Vgl.: https://de.wikipedia.org/wiki/Diagnostic_and_Statistical_Manual_of_Mental_Disorders, entnommen am 20.09.17, 19:22 Uhr
[7] Günter Niklewski / Rose Riecke-Niklewski, *Depressionen überwinden, Niemals aufgeben!*, 4. überarbeitete Auflage, Berlin, 2008, Seite 72-73

auch erkennen, dass die jeweilige Person etwas zu verdrängen versucht beziehungsweise unter gewissen Ängsten und Problemen leidet. Zudem klagt der Betroffene eventuell auch über Kopfschmerzen, Unwohlsein, Rückenschmerzen, Schlafstörungen, Appetitlosigkeit, Schwindel, Druckgefühl in der Herzgegend, Verspannungen, starkes/ vermindertes Schwitzen oder Haarausfall.[8] Natürlich gibt es Krankheiten, die selbige Symptome aufweisen, jedoch sind dies die häufigsten Indikatoren, zusammen mit einer pessimistischen Verstimmung, die auch auf eine Depression hinweisen.

3.2. Innerliche Vorgänge

Unsere Gedanken und Gefühle stehen in unmittelbarer Verbindung mit dem Zusammenwirken unserer im Gehirn ansässigen Nervenzellen beziehungsweise Neuronen. Diese sind dort netzartig verbunden, und kommunizieren mit Hilfe von Botenstoffen, welche auch Neurotransmitter genannt werden.

Neuronen sind in unserem Körper dafür zuständig, elektrische Impulse von Neuron an Neuron weiterzuleiten. Dies geschieht über das jeweilige Ende des Neurons, das heißt über das Axon, welches auch Neurit genannt wird. An den Übergangsstellen von Neuronen befindet sich der synaptische Spalt, vor welchem die vorherige Membran einen sogenannten Neurotransmitter[9], eingekapselt in eine Blase, abgibt. Diese Blase transferiert dann den Neurotransmitter an die Membran des nächstliegenden Nervenzellkörpers, wo er abgelegt wird. Während des Durchtretens, werden durch den Neurotransmitter Kanäle in der Zielzelle geöffnet, und lassen die nächste Zelle aktiv werden. Anschließend wird der Neurotransmitter im Laufe der Rücknahme zurück in seine präsynaptische Zelle zurückgebracht, wo die Aktion aufs Neue beginnt.[10]

Bei einer Depression spielen bestimmte Neurotransmitter eine wichtige Rolle. Zu den wichtigsten gehören beispielsweise Serotonin und Noradrenalin, wobei bei Depressiven das Problem darin besteht, dass diese in geringerer Konzentration vorliegen. Hieran lässt sich auch gut die Wirkungsweise von Antidepressiva erklären, da diese exakt an diesem Problem ansetzen, und die Rückaufnahme der Neurotransmitter hemmen,

---

[8] Vgl.: http://www.vitanet.de/krankheiten-symptome/depression/symptome, entnommen am 27.09.17, 18:31 Uhr
[9] Neurotransmitter sind biochemische Stoffe, die Reize von Nervenzelle zu Nervenzelle weitergeben, verstärken oder modulieren. Vgl.: http://flexikon.doccheck.com/de/Neurotransmitter, entnommen am 25.09.17, 20:51 Uhr
[10] Dr. Melvyn Lurie, Depressionen, *Antworten auf die wichtigsten Fragen*, Übers. Ulla Schuler, München, 2007, Seite 150

sodass sich mehr von ihnen im postsynaptischen Spalt wiederfinden und die Entladungen des postsynaptischen Neurons begünstigen.[11]

4. Arten von Depressionen

4.1. Endogene Depression

Eine endogene Depression entsteht plötzlich und aus dem „Inneren" heraus. Sie wird durch physiologische Veränderungen im Gehirn ausgelöst und kann von einem Tag auf den anderen auftreten. Sie hat keinen ersichtlichen Grund und die Umwelt spielt eine eher passive Rolle. Diese Form der Depression ist also erblich bedingt.[12]
Bei Betroffenen lassen sich oftmals gewisse Gene, in gewissen Strukturen auffinden. So haben stressbedingte Depressive oft ein oder zwei „kurze" 5-HTT-Gene[13] (s-Allel), statt ein langes (l-Allel).[14] Durch das kürzere s-Allel verringert sich die Effizienz der Transkription und folglich auch die Expression des Transporters. Das s-Allel reduziert die Effizienz der Transkription und somit auch die Expression des Transporters, was wiederum Angsterkrankungen und Depressionen fördert.[15]
Des Weiteren können, laut einer Studie, Abweichungen von normalen TPH2-Genen[16] ein Hinweis auf ein erhöhtes Suizidrisiko, eine erhöhte Anfälligkeit für schwere Depressionen und eine starke Beeinflussung von SSRI-Heilmethoden[17], sein. Auch das GSK3BETA-Gen[18] nimmt Forschern zufolge, Einfluss auf das Vorkommen von Grauer Substanz in Gehirnpartien. Hirnveränderungen dieser Art sind klassisches Merkmal schwer depressiv erkrankter Personen. Zu guter Letzt, weisen auch verschiedene Genotypen des S100B-Gens auf vermehrt depressive, kurzweilige Episoden hin.[19]
Da das S100B-Protein einer gewebsspezifischen Verteilung unterliegt, ist seine Konzentration im Rahmen verschiedener neurodestruktiver und neurodegenerativer Erkrankungen möglicherweise erhöht.

---

[11] Dr. Melvyn Lurie, Depressionen, *Antworten auf die wichtigsten Fragen*, Übers. Ulla Schuler, München, 2007, Seite 151
[12] Vgl.: https://www.menschendie.de/depression/gesundheit/diagnose/enogen-exogen-unterschied-3494, entnommen am 25.09.17, 22:05 Uhr
[13] „Serotonintransporter, der für die Wiederaufnahme von Serotonin vom synaptischen Spalt ins präsynaptische Neuron verantwortlich ist." http://flexikon.doccheck.com/de/Serotonintransporter, entnommen am 27.09.17, 19:07 Uhr
[14] Vgl.: http://www.depression-behandeln.de/depression-gene.html, entnommen am 25.09.17, 21:02 Uhr
[15] Vgl.: http://flexikon.doccheck.com/de/Serotonintransporter, entnommen am 27.09.17, 19:07 Uhr
[16] Tryptophan-Hydroxylase, ist ein Enzym, die die Aminosäure L-Tryptophan in die Aminosäure 5-Hydroxytryptophan umwandelt. Vgl.: https://de.wikipedia.org/wiki/Tryptophanhydroxylase, entnommen am 27.09.17, 19:30 Uhr
[17] Antidepressivum-Therapie, bei welcher die Rückaufnahme von Serotonin selektiv gehemmt wird.
[18] Glycogen synthase kinase-3 beta, reguliert den Blutzucker, das Transkriptionsverfahren und die Mikrotubuli, Vgl.: http://www.uniprot.org/uniprot/P49841#function, entnommen am 27.09.17, 19:42 Uhr
[19] Vgl.: http://www.depression-behandeln.de/depression-gene.html, entnommen am 25.09.17, 21:30 Uhr

4.2. Major Depression

Die Major Depression ist mitunter die schwerste Form der mentalen Erkrankung. Sie tritt meist im Alter von 20 bis 30 Jahren auf und bringt eine tiefe Freudlosigkeit und Lebensüberdrüssigkeit mit sich. Um von einer Major Depression sprechen zu können, müssen gewisse Merkmale (siehe 2.Definition, Merkmale einer Major Depression) auftreten und die depressive Episode muss mindestens zwei Wochen lang anhalten, wobei es nur selten bei einer einzigen Episode bleibt.[20]

Betroffenen fällt es besonders am Morgen schwer aufzustehen, und auch die Nächte sind geprägt von Schlaflosigkeit und frühem Erwachen. Auch Halluzinationen und Wahnvorstellungen gehören zu ihrem Repertoire. Erkrankte weisen nicht immer sichtbare Gründe für ihre veränderte Stimmung auf, und doch sind die meisten nicht mehr in der Lage den Alltag zu bewältigen.[21]

5. Sind bestimmte Menschen anfälliger als andere?

Die beiden Bereiche – psychosozial und neurobiologisch – schließen sich nicht aus, sie ergänzen sich vielmehr. Das bedeutet, dass eine Depression nicht entweder neurobiologische oder psychosoziale Ursachen hat, sondern vielmehr immer auf beiden Seiten nach Ursachen gesucht werden sollte. Depressionen sind somit die Folge „konzertierter Aktionen" vieler subtiler genetischer Varianten und äußerer Ereignisse, die im Laufe der Zeit Überhand nehmen und den Organismus überfordern.

5.1. Psychosoziale Aspekte

Der deutsche Philologe Friedrich Nietzsche[22] sagte einst „Wenn du zu lange in einen Abgrund blickst, dann blickt der Abgrund auch in dich hinein." Übertragen auf unser Leben, könnte man dies so auslegen, dass schwere Zeiten einen Menschen stark prägen können.

---

[20] Dr. Melvyn Lurie, Depressionen, *Antworten auf die wichtigsten Fragen*, Übers. Ulla Schuler, München, 2007, Seite 48-49
[21] Vgl.: https://www.psychomeda.de/lexikon/depression.html, entnommen am 26.09.17, 15:56 Uhr
[22] Friedrich Wilhelm Nietzsche, * 15. Oktober 1844, † 25. August 1900, war ein deutscher klassischer Philologe, Wegbereiter postmoderner philosophischer Ansätze und Kritiker von Moral, Religion, Philosophie, Wissenschaft und Kunst.

So entsteht auch eine Depression nicht aus dem Nichts heraus: Belastende Lebenssituationen wie dauerhafter Stress, Arbeitslosigkeit oder der Verlust eines nahestehenden Menschen, münden oft in einer depressiven Phase. Weitere Risikofaktoren sind auch die Umwelt, Naturkatastrophen, Kriege, Konflikte oder körperlicher Missbrauch – nicht selten führen sie zu Apathie, Mutlosigkeit, Angst, Hilflosigkeit, körperlichen Veränderungen oder unbegründeten Schuldgefühlen, alles Symptome einer ernst zu nehmenden Depression. Hirnforscher wie Florian Holsboer vom Münchner Max-Planck-Institut für Psychiatrie vermuten zudem, dass körperlicher und seelischer Stress im Zusammenhang mit einer sensiblen Natur stehen, und den Weg zu einer depressiven Störung bahnen.[23]

5.2. Neurobiologische Auslöser

Neben psychosozialen Auslösern gibt es auch körperliche Ursachen für die Entstehung einer Depression, das heißt Veränderungen im Körper, insbesondere im neurobiologischen Bereich. Dazu zählen unter anderem Geschlecht, Alter oder Veranlagung.
Die Krankheitsanzeichen einer Depression sind bei Mann und Frau vergleichbar, jedoch berichten Frauen über mehr Symptome und fühlen sich stärker belastet, wohingegen Männer häufiger unter Schlaflosigkeit und Gereiztheit leiden. Gründe depressiver Verstimmungen sind bei Frauen häufiger familiärer oder gesundheitlicher Natur, während Männer die Ursache ihrer Erkrankung meist im beruflichen Rahmen wiederfinden.[24]
Auch das erhöhte Alter birgt ein gewisses Risiko für die Anfälligkeit. Seit dem 20.Jahrhundert steigt die Lebenserwartung des Menschen stetig: Lag das Durchschnittsalter vor dem 2.Weltkrieg bei 35 Jahren, so waren es nach dem Weltkrieg schon 60 Jahre. Heutzutage ist es bereits so, dass Männer mit einer Lebenserwartung von 75 Jahren, und Frauen mit einer Lebenserwartung von 81 Jahren rechnen können.[25] Dabei wird der Organismus natürlich nicht jünger, Verschleißerscheinungen im Bereich der Wirbelsäule und die Verlangsamung von Stoffwechselvorgängen, was auch die Produktion von Neurotransmittern impliziert, sind nahezu ideale Voraussetzungen für eine Depression.
Der Hirnforscher Florian Holsboer nimmt an, dass Lebewesen nach einem inneren Gleichgewicht streben. So würden beispielsweise körperliche oder seelische

---

[23] Vgl.: http://www.zeit.de/wissen/2009-11/depressionen-enke, entnommen am 22.09.17, 13:46 Uhr
[24] Vgl.: https://www.deutsche-depressionshilfe.de/depression-infos-und-hilfe/was-ist-eine-depression/haeufigkeit, entnommen am 27.09.17, 20:30 Uhr
[25] Dr. Melvyn Lurie, Depressionen, *Antworten auf die wichtigsten Fragen*, Übers. Ulla Schuler, München, 2007, Seite 242

Belastungen den Körper durch Stressoren in Alarm versetzten, und Stresshormone, sprich Adrenalin und Cortisol, in großen Mengen ausgeschüttet werden. Dies sei zunächst nichts ungewöhnliches, auf den verletzlichen Organismus jedoch wirke der Daueralarm verheerend, und Symptome wie Angst und Niedergeschlagenheit machen sich breit.[26]

Erblich bedingte Depressionen sind ein weiterer maßgeblicher Grund für den Ausbruch der Krankheit. Sind zum Beispiel Verwandte ersten Grades betroffen, so liegt die Gefahr bei circa 15 Prozent, selbst eine Depression zu entwickeln. Anders verhält es sich bei eineiigen Zwillingen, hier steigert sich das Risiko, dass beide erkranken auf 50 Prozent. Genetische Faktoren können darüber hinaus die Empfindlichkeit (Vulnerabilität) gegenüber psychosozialen Belastungen erhöhen. Weitere Untersuchungen deuten darauf hin, dass Depressionen typische Veränderungen der Botenstoffe im Gehirn gekennzeichnet sind. Dabei sind gewisse Neurotransmitter aus dem Gleichgewicht geraten und weisen eine Stoffwechselstörung auf.[27]

Genetische Faktoren im Allgemeinen bestimmen auch über die Vulnerabilität eines Einzelnen gegenüber der Anfälligkeit für psychosoziale Belastungen.

6. Therapie

6.1. Erste Selbsthilfe

Heutzutage existiert eine Vielzahl an Angeboten, die sich speziell an Depressive oder suizidgefährdete Personen wenden. Hotlines, Chatrooms oder bestimmte E-Mail Adressen bieten eine gewisse Anonymität, Raum für wichtige Fragen und sind oftmals der erste Schritt in die richtige Richtung. Die Telefonseelsorge (0 800 / 111 0 111 und 0 800 / 111 0 222) ist beispielsweise eine anonyme, kostenlose und rund um die Uhr erreichbare Hotline.

In den Chatrooms der Seelsorge können Erkrankte unter anderem einen kostenfreien, online Termin mit einem Berater vereinbaren oder sich spontan einloggen und schauen ob ein Psychologe frei ist.

Des Weiteren bietet die Telefonseelsorge auch die Möglichkeit der E-Mail-Beratung an. Das heißt man schreibt über die Homepage der Seelsorge, über eine registrierter E-Mail Adresse, mit einem Berater. Pluspunkt auch hier ist, dass der E-Mail-Verkehr nicht in den normalen Postfächern auftaucht und komplett anonym ist.

---

[26] Vgl.: http://www.zeit.de/wissen/2009-11/depressionen-enke, entnommen am 27.09.17, 20:50 Uhr
[27] Vgl.: https://www.neurologen-und-psychiater-im-netz.org/psychiatrie-psychosomatik-psychotherapie/stoerungen-erkrankungen/depressionen/ursachen/, entnommen am 27.09.17, 21:03 Uhr

6.2. Medizin und Therapie

Bei leichten bis mittelschweren Depressionen werden erst einmal einfachere Heilungsmethoden angewendet. Dazu gehört die kognitive Verhaltenstherapie, bei welcher der Patient versucht, seine negativen Gedanken in mehreren Schritten zu überprüfen und zu korrigieren. Hierbei geht es jedoch nicht darum negative Realität ins positive Licht zu rücken, sondern negative Eindrücke realistisch einzuordnen.[28] Des Weiteren zählen die Psychotherapie, Sport als Endorphin-Lieferant[29], die Lichttherapie, Schlafentzug, da Schlaf auf Depressive oft eine depressionsverstärkende Wirkung hat, Yoga oder pflanzliche Arzneimittel, wie Johanniskraut, zu den leichteren Heilpraktiken. Schwere Depressionen wiederum haben oftmals einen stationären Aufenthalt von Nöten. Durch die dortige intensive Betreuung von geschultem Personal, können Betroffene wieder zurück in einen strukturierten Alltag finden, welcher ihnen später Halt bieten soll. Eine Kombination von Medikamenten und Therapie hat sich bei chronischen und wiederkehrenden Depressionen als am erfolgversprechendsten bewährt. Bei der stationären Behandlung werden therapeutische Verfahren wie beispielsweis die Gesprächstherapie oder die psychoanalytische Therapie[30] werden mit künstlerischen Heilmethoden in Form von tanzen, malen oder musizieren ergänzt. Hierbei geht es darum, seine Gefühle auszudrücken, ein positives Selbstbild zu kreieren und auf optimistischere Gedanken zu kommen.

Medikamente wie Antidepressiva wiederum lassen sich auch verschreibungspflichtig für den Alltag in der Apotheke kaufen. Das Wunder hinter diesen kleinen Pillen besteht darin, dass sie an den Synapsen der Nervenzellen in die Übertragung, beziehungsweise Rückaufnahme der Signale eingreifen. Problem hierbei ist nur, dass dabei Neurotransmitter beeinflusst werden, auf die man es nicht abgesehen hat. So entladen sich auch unerwünschte Neuronen und bringen Nebenwirkungen mit sich. Antidepressiva die die Rückaufnahme von Serotonin selektiv hemmen, auch SSRI (Selektiver Serotonin-Rückaufnahme-Inhibitor) genannt, haben weniger unerwünschte Wirkungen zur Folge als andere, da sie nur auf einen Neurotransmitter abzielen, und somit nur in bestimmten, serotonin-vorherrschenden Teilen des Gehirns aktiv sind.

---

[28] Günter Niklewski / Rose Riecke-Niklewski, *Depressionen überwinden, Niemals aufgeben!*, 4. überarbeitete Auflage, Berlin, 2008, Seite 100
[29] Körpereigene Botenstoffe, welche ähnlich wie Morphium wirken und Glücksgefühle hervorrufen.
[30] Dabei konzentriert sich Therapeut darauf, innere Konflikte, ausgelöst durch Erfahrungen in der Kindheit, zu analysieren und zu zerstreuen, indem er sie mit dem Patienten nochmals durchlebt. Vgl.: https://www.angst-verstehen.de/depressionen/, entnommen am 22.09.17, 21:04 Uhr

6.3. Erfolgreiche Therapie – Alles wieder gut?

Ob Medikamente tatsächlich zur Linderung der Depression beitragen, hängt von jedem Organismus individuell ab, und auch Faktoren wie das Gewicht und das Geschlecht spielen eine wichtige Rolle. Negativ auffallend sind unter anderem die Nebenwirkungen der medikamentösen Behandlung, sprich Zittern, Müdigkeit oder Verstopfung, welche als hohes Opfer in Kauf genommen werden.
Hinzukommend sollte erwähnt werden, dass die Wirkung von Antidepressiva erst nach Tagen bis Wochen einsetzt, und dass die Medikation über einen langen Zeitraum nicht abgesetzt werden sollte.[31] Gerade bei einer Krankheit die geprägt ist von Hoffnungslosigkeit und Unmut, sind dies besonders schwierige Aspekte. Positiv anzumerken ist jedoch, dass Antidepressiva im Gegensatz zur weit verbreiteten Meinung, nicht abhängig machen.
Auch stehen die Chancen gut wieder gesund zu werden – 80 Prozent der schwer depressiven Verlaufsform lassen sich erfolgreich behandeln. So ist es empfehlenswert die medikamentöse Behandlung nach der Heilung ein halbes Jahr lang weiterzuführen um die Wahrscheinlichkeit für einen Rückfall erheblich zu senken.[32]

7. Fazit

In unserer heutigen schnelllebigen Zeit, die geprägt ist von hohem gesellschaftlichen Druck und dem ständigen Konkurrenzkampf, bleibt das persönliche Wohlbefinden oft auf der Strecke. Natürlich entstehen hierbei zwangsweise auch Veränderungen in unserer Psyche und unserem Organismus. Jeder kennt diese Tage, an denen man sich schwer und antriebslos fühlt, und oftmals grübelt man auch über sich und sein Leben nach. Das bedeutet zwar nicht, dass jedermann im Grunde depressiv ist, jedoch aber, dass die sozialrelevanten Voraussetzungen stark gestiegen sind. Vor allem im Zuge der Urbanisierung und Technisierung werden substanzielle Daseinsfragen aufgeworfen, und durch das Vernetztsein im Web strömt rund um die Uhr ein unaufhaltsamer Input auf uns ein, welchen man nur schwer verarbeiten kann und was einen Einzelnen auf Dauer überfordert. Dennoch sollte man bei seltenvorkommenden schweren Tagen nicht direkt zum Psychopharmaka-Fall werden, sondern sich erst einmal in sich hineinhören und sich eine Abwechslung zum Alltag erlauben, beziehungsweise das Handy auch mal abschalten und die äußeren Reize auf die Wichtigsten reduzieren.

---

[31] Vgl.: https://www.angst-verstehen.de/depressionen/, entnommen am 26.09.17, 17:46 Uhr
[32] Vgl.: https://www.vfa.de/de/patienten/artikel-patienten/schwere-depression-eine-krankheit-mit-guten-heilungschancen.html, entnommen am 27.09.17, 21:29 Uhr

Auch habe ich mir angesichts der extrem hohen chronischen Krankenrate an Depressiven gefragt, ob nicht auch die Pharmaindustrie leicht vorhandene Erschöpfungsanzeichen dafür nutzt, um mehr Patiente, welche es nicht nötig hätten, mit teuren Antidepressiva zu behandeln, anstatt von einer leichten Verstimmung auszugehen und zu Beginn nicht medikamentös einzugreifen. Dies würde bedeuten, dass Statistiken verfälscht wären, und dass Beschwerden erkrankter Personen nicht Ursachengemäß behandelt werden würden.

Resümierend möchte ich sagen, dass Depressionen sich heutzutage zu einer ernst zu nehmenden Krankheit etabliert haben, und man bei einem weltweit rasant ansteigenden Krankheitsbild auf jeden Fall von einer Volkskrankheit sprechen kann. Meiner Meinung nach sollte man diese vorbeugend behandeln, und nicht dann, wenn sie bereits in einer nur schwer umkehrbaren Form vorliegt. Mehr Urlaubstage, Sensibilisierung für das Thema Depression und das Verringern eines Einzelnen an täglichen Eindrücken, sprich Qualität über Quantität, wären ein Paar Möglichkeiten zur Krankheitsvorbeugung.

8. Literaturverzeichnis

- http://www.huffingtonpost.de/2017/07/21/chester-bennington-wie-geht-es-mit-linkin-park-weiter_n_17550026.html , entnommen am 17.09.17; 16:03 Uhr
- http://www.bunte.de/stars/star-life/schicksalsgeschichten-der-stars/chester-bennington-41-seine-witwe-zeigt-sich-der-oeffentlichkeit.html, entnommen am 17.09.17; 16:25 Uhr
- http://ifightdepression.com/de/index.php?id=8498, entnommen am 19.09.17; 12:30 Uhr
- https://www.aerzteblatt.de/nachrichten/73297/WHO-Millionen-leiden-an-Depressionen, Stand 2015; entnommen am 19.09.17; 12:56 Uhr
- https://de.wikipedia.org/wiki/Diagnostic_and_Statistical_Manual_of_Mental_Disorders, entnommen am 20.09.17, 19:22 Uhr
- http://www.vitanet.de/krankheiten-symptome/depression/symptome, entnommen am 27.09.17, 18:31 Uhr
- http://flexikon.doccheck.com/de/Neurotransmitter , 25.09.17, 20:51 Uhr
- https://www.menschendie.de/depression/gesundheit/diagnose/enogen-exogen-unterschied-3494, entnommen am 25.09.17, 22:05 Uhr
- http://flexikon.doccheck.com/de/Serotonintransporter, entnommen am 27.09.17, 19:07 Uhr
- http://www.depression-behandeln.de/depression-gene.html, entnommen am 25.09.17, 21:02 Uhr
- https://de.wikipedia.org/wiki/Tryptophanhydroxylase, entnommen am 27.09.17, 19:30 Uhr
- http://www.uniprot.org/uniprot/P49841#function, entnommen am 27.09.17, 19:42 Uhr
- http://www.depression-behandeln.de/depression-gene.html, entnommen am 25.09.17, 21:30 Uhr
- https://www.psychomeda.de/lexikon/depression.html, entnommen am 26.09.17, 15:56 Uhr
- http://www.zeit.de/wissen/2009-11/depressionen-enke, entnommen am 22.09.17, 13:46 Uhr
- https://www.deutsche-depressionshilfe.de/depression-infos-und-hilfe/was-ist-eine-depression/haeufigkeit, entnommen am 27.09.17, 20:30 Uhr
- https://www.neurologen-und-psychiater-im-netz.org/psychiatrie-psychosomatik-psychotherapie/stoerungen-erkrankungen/depressionen/ursachen/, entnommen am 27.09.17, 21:03 Uhr
- https://www.angst-verstehen.de/depressionen/, entnommen am 22.09.17, 21:04 Uhr, und am 26.09.17, 17:46 Uhr
- https://www.vfa.de/de/patienten/artikel-patienten/schwere-depression-eine-krankheit-mit-guten-heilungschancen.html, entnommen am 27.09.17, 21:29 Uhr

- Weltgesundheitsorganisation (WHO), „Welt-Suizid-Report", 2014
- Dr. Melvyn Lurie, Depressionen, *Antworten auf die wichtigsten Fragen*, Übers. Ulla Schuler, München, 2007, Seite 48 – 49, Seite 150, Seite 151, Seite 242
- Günter Niklewski / Rose Riecke-Niklewski, *Depressionen überwinden, Niemals aufgeben!*, 4. überarbeitete Auflage, Berlin, 2008, Seite 72-72, Seite 100

BEI GRIN MACHT SICH IHR WISSEN BEZAHLT

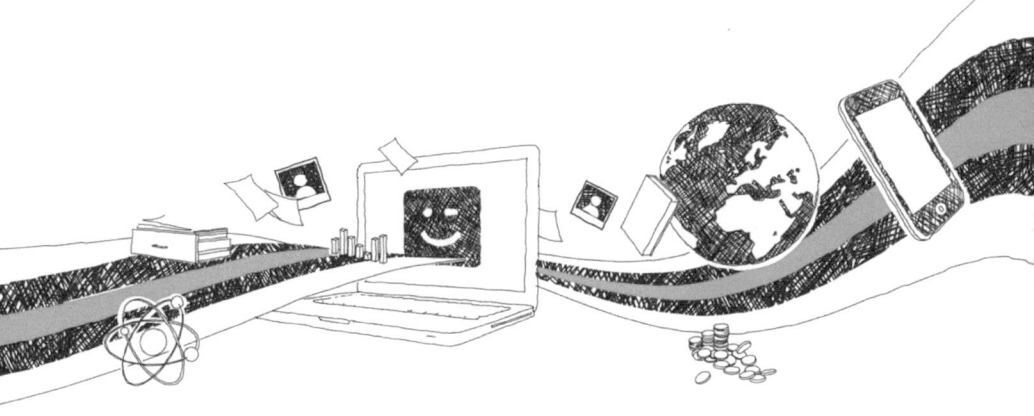

- Wir veröffentlichen Ihre Hausarbeit, Bachelor- und Masterarbeit

- Ihr eigenes eBook und Buch - weltweit in allen wichtigen Shops

- Verdienen Sie an jedem Verkauf

Jetzt bei www.GRIN.com hochladen und kostenlos publizieren

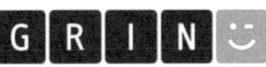